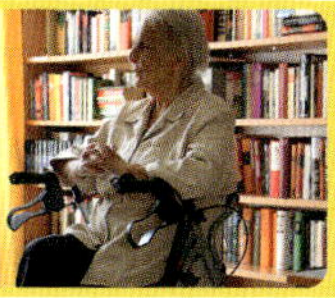

1 Mobilität

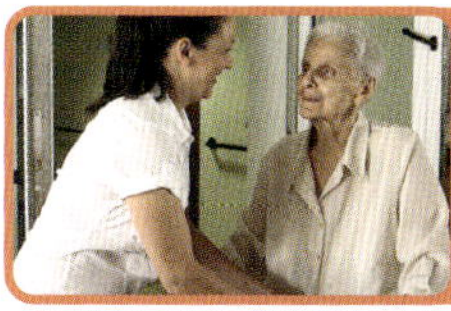

2 Kognitive und kommunikative Fähigkeiten

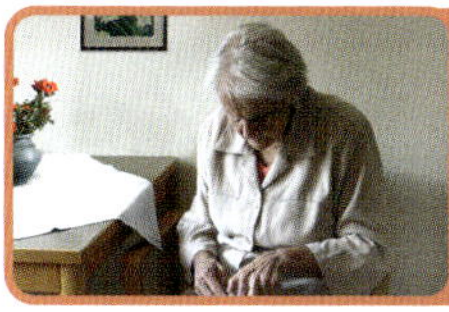

3 Verhaltensweisen und psychische Problemlagen

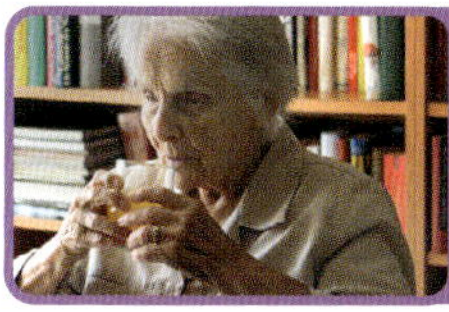

4 Selbstversorgung (im Alltag)

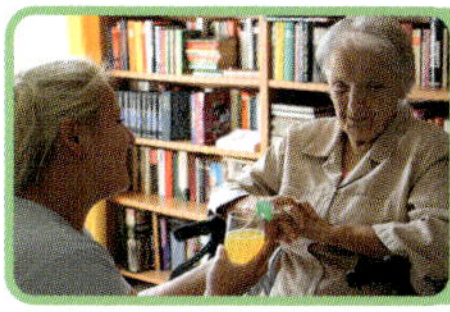

5 Umgang mit krankheits- und therapiebedingten Anforderungen

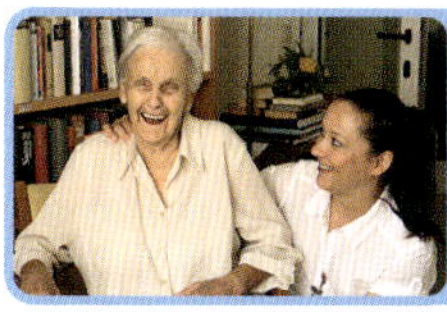

6 Gestaltung des Alltagslebens und soziale Kontakte

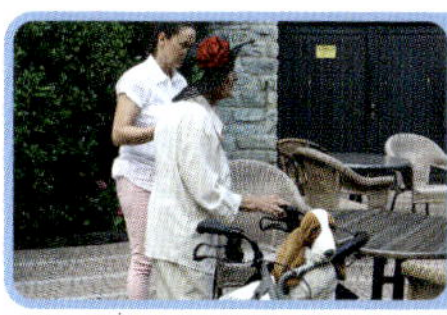

7 Außerhäusliche Aktivitäten

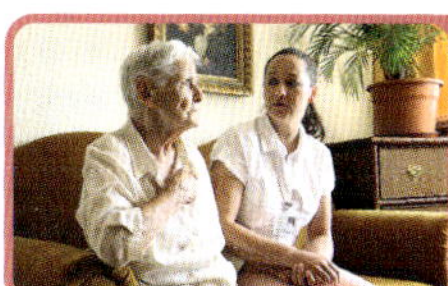

8 Haushaltsführung

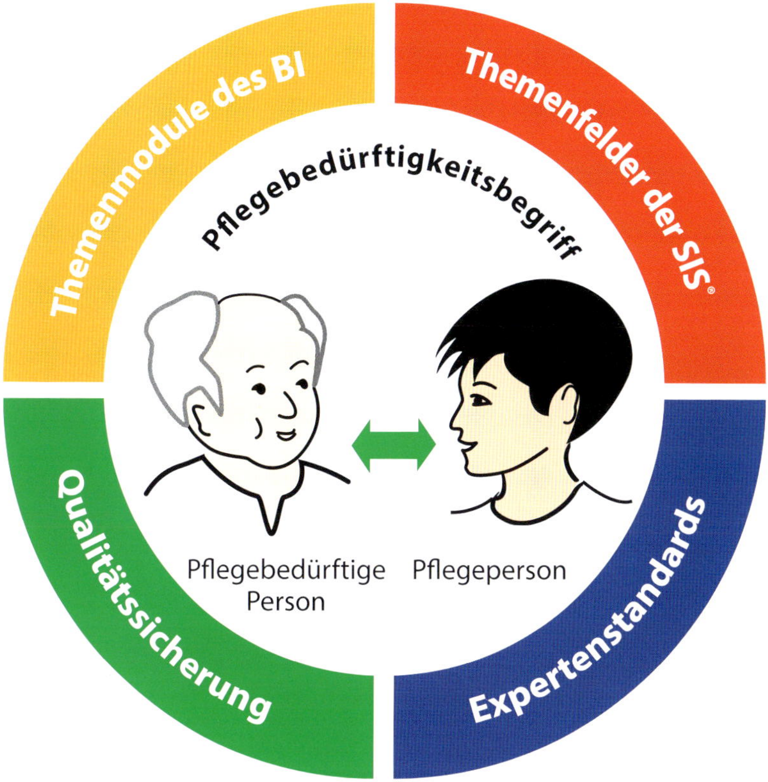

Liebe Kolleginnen und Kollegen,

der Pflegebedürftigkeitsbegriff des SGB XI verbindet die vier Rahmenelemente in der Langzeitpflege miteinander:

1. **Begutachtungsinstrument**
   Feststellung des Grades der Pflegebedürftigkeit
2. **Strukturmodell**
   Erfassen und Planen der erforderlichen Unterstützung in der Pflege
3. **Expertenstandards**
   Aktuelles pflegefachliches Wissen
4. **Qualitätssicherung**
   Darstellung der erbrachten Leistungen

In dieser Arbeitshilfe haben wir die acht Themenmodule des Begutachtungsinstrument in Form von Grafiken für den Pflegealltag zusammengestellt.

Das Autorenduo
Sabine Hindrichs & Ulrich Rommel

Selbständigkeitsampel

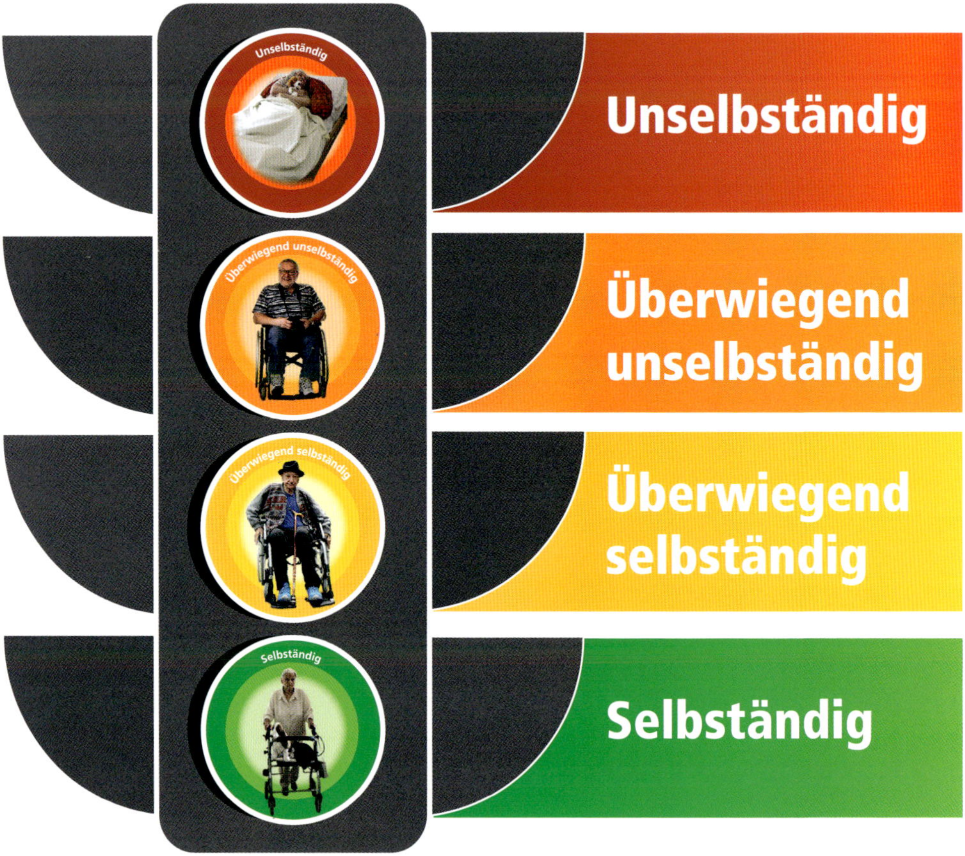

0 Punkte = selbständig

- Die Person kann die **Aktivität** in der **Regel selbständig durchführen**
- Möglicherweise ist die **Durchführung erschwert oder verlangsamt** oder nur **unter Nutzung von Hilfsmitteln möglich**
- Entscheidend ist jedoch, dass die Person **(noch) keine personelle Hilfe benötigt**
- Vorübergehende oder nur vereinzelt auftretende Beeinträchtigungen sind nicht zu berücksichtigen

1 Punkt = überwiegend selbständig

- Die Person kann den **größten Teil der Aktivität selbständig durchführen**
- Dementsprechend entsteht nur **geringer/mäßiger Aufwand für die Pflegeperson**, und zwar in Form von **motivierenden Aufforderungen, Impulsgebung, Richten/Zurechtlegen von Gegenständen oder punktueller Übernahme von Teilhandlungen der Aktivität**

2 Punkte = überwiegend unselbständig

- Die Person kann die **Aktivität nur zu einem geringen Anteil selbständig durchführen**
- Es sind aber **Ressourcen vorhanden**, so dass sie sich **beteiligen kann**
- Dies setzt ggf. **ständige Anleitung** oder **aufwändige Motivation** auch **während der Aktivität** voraus
- **Teilschritte der Handlung** müssen übernommen werden
- Zurechtlegen und Richten von Gegenständen, Impulsgebung, wiederholte Aufforderungen oder punktuelle Unterstützungen **reichen nicht aus**

3 Punkte = unselbständig

- Die Person kann die **Aktivität in der Regel nicht selbständig durchführen** bzw. **steuern**, auch nicht in Teilen
- Es sind **kaum oder keine Ressourcen vorhanden**
- Motivation, Anleitung, ständige Beaufsichtigung reichen auf keinen Fall aus
- Die **Pflegeperson muss alle oder nahezu alle Teilhandlungen anstelle** der betroffenen Person durchführen

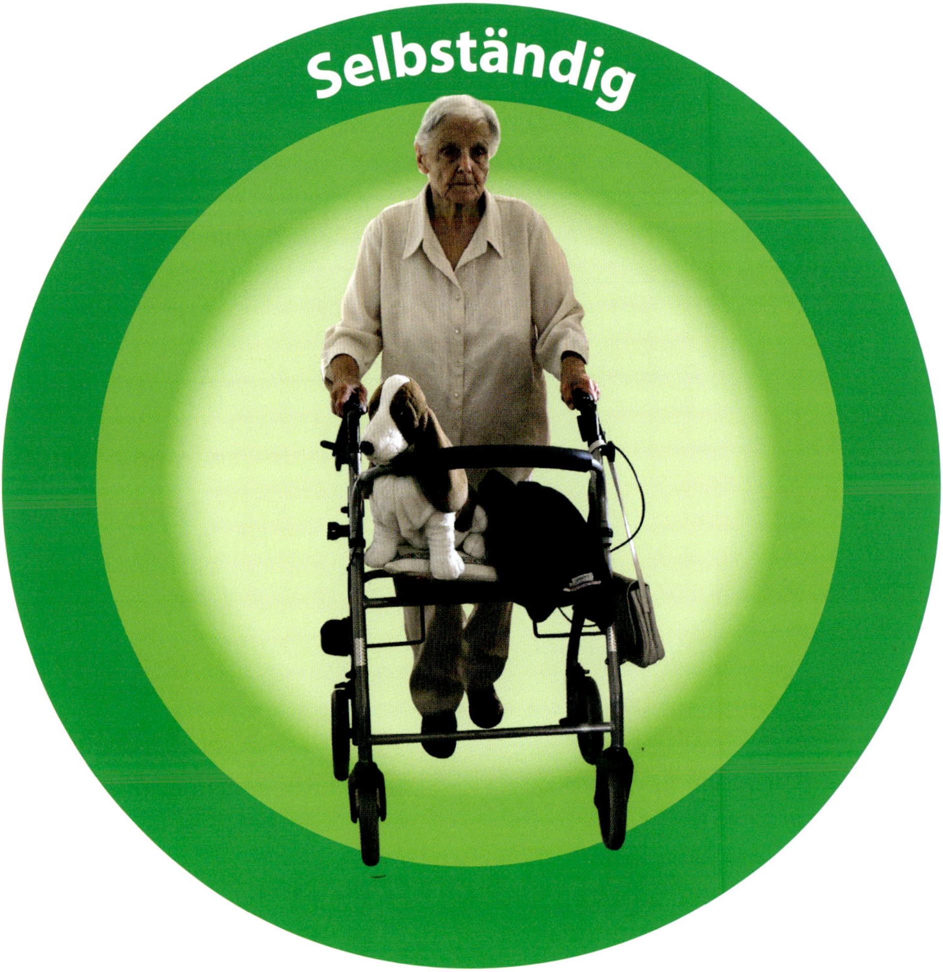

0 Punkte = selbständig

- Die Person kann die **Aktivität** in der **Regel selbständig durchführen**
- Möglicherweise ist die **Durchführung erschwert oder verlangsamt** oder nur **unter Nutzung von Hilfsmitteln möglich**
- Entscheidend ist jedoch, dass die Person **(noch) keine personelle Hilfe benötigt**
- Vorübergehende oder nur vereinzelt auftretende Beeinträchtigungen sind nicht zu berücksichtigen

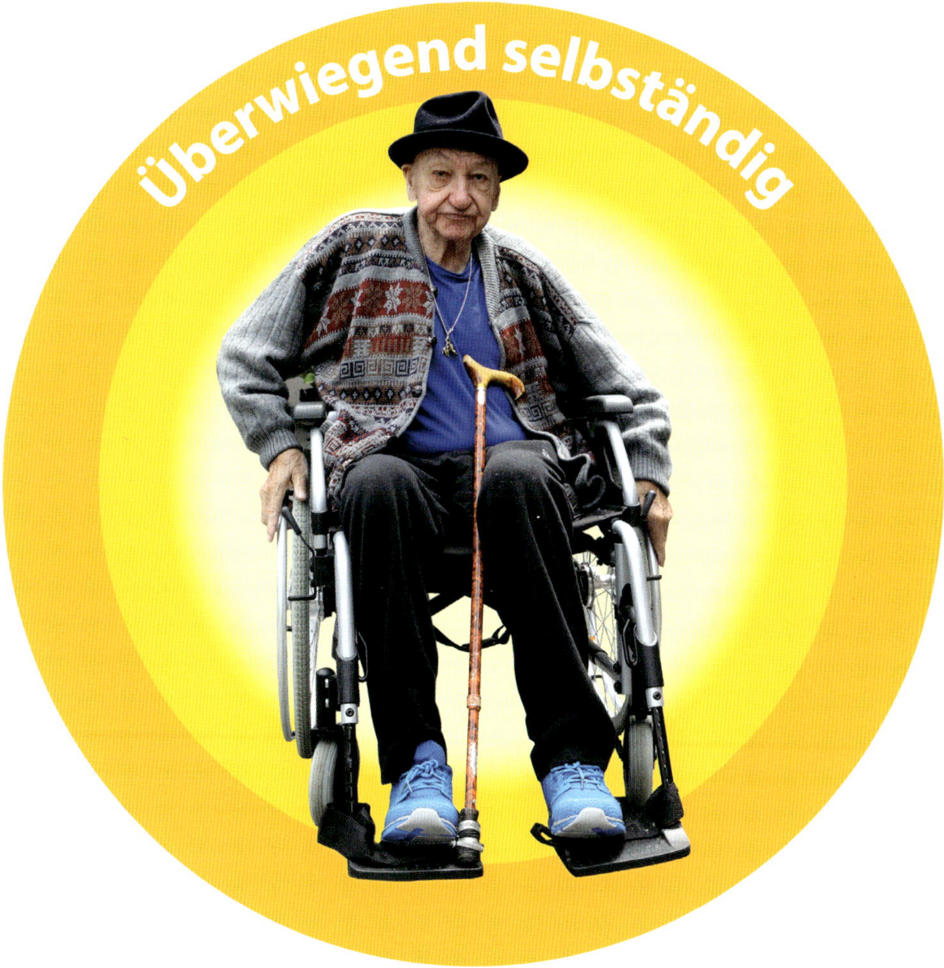

1 Punkt = überwiegend selbständig

- Die Person kann den **größten Teil der Aktivität selbständig durchführen**
- Dementsprechend entsteht nur **geringer/mäßiger Aufwand für die Pflegeperson**, und zwar in Form von **motivierenden Aufforderungen, Impulsgebung, Richten/Zurechtlegen von Gegenständen oder punktueller Übernahme von Teilhandlungen der Aktivität**

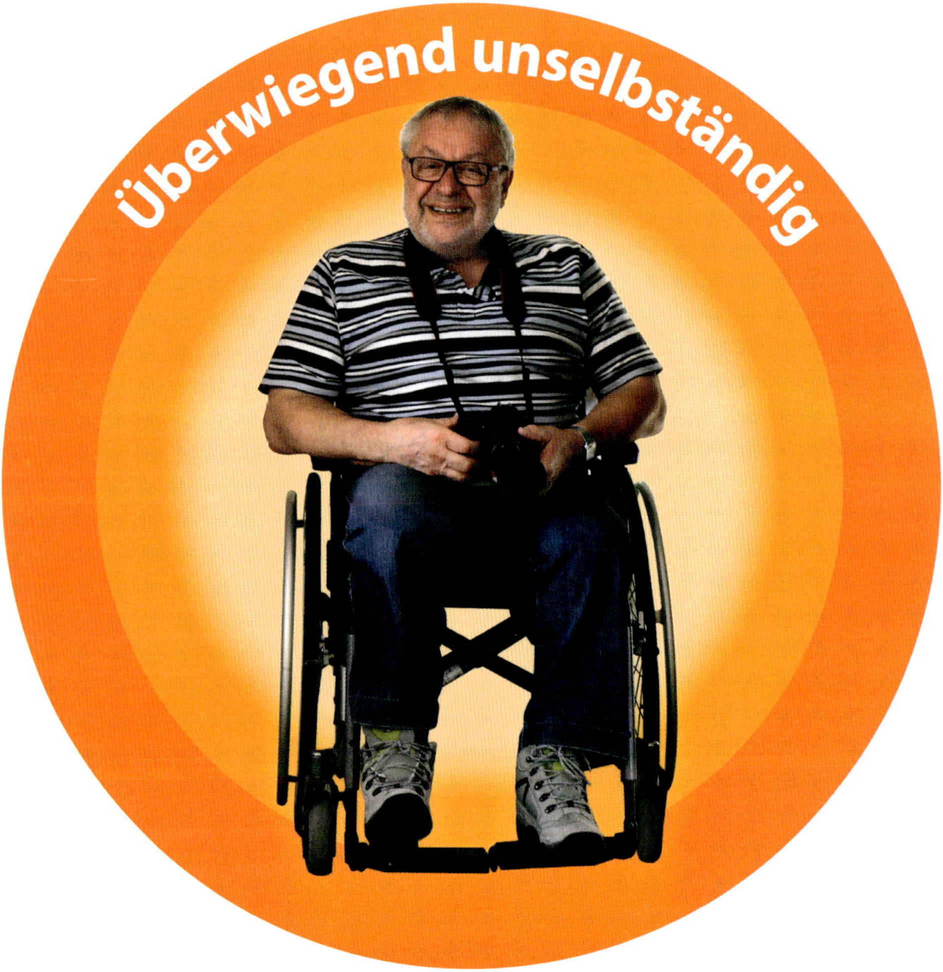

2 Punkte = überwiegend unselbständig

- Die Person kann die **Aktivität nur zu einem geringen Anteil selbständig durchführen**
- Es sind aber **Ressourcen vorhanden**, so dass sie sich **beteiligen kann**
- Dies setzt ggf. **ständige Anleitung** oder **aufwändige Motivation** auch **während der Aktivität** voraus
- **Teilschritte der Handlung** müssen übernommen werden
- Zurechtlegen und Richten von Gegenständen, Impulsgebung, wiederholte Aufforderungen oder punktuelle Unterstützungen **reichen nicht aus**

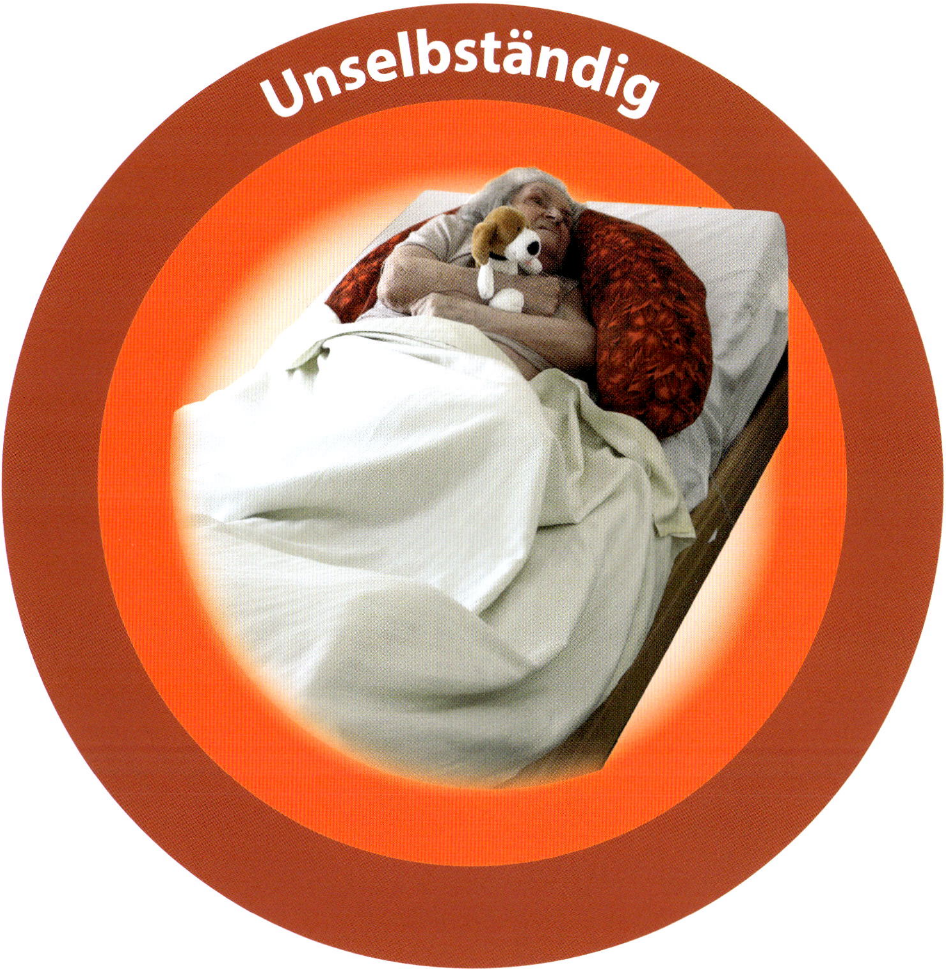

3 Punkte = unselbständig

- Die Person kann die **Aktivität in der Regel nicht selbständig durchführen** bzw. **steuern**, auch nicht in Teilen
- Es sind **kaum oder keine Ressourcen vorhanden**
- Motivation, Anleitung, ständige Beaufsichtigung reichen auf keinen Fall aus
- Die **Pflegeperson muss alle oder nahezu alle Teilhandlungen anstelle** der betroffenen Person durchführen

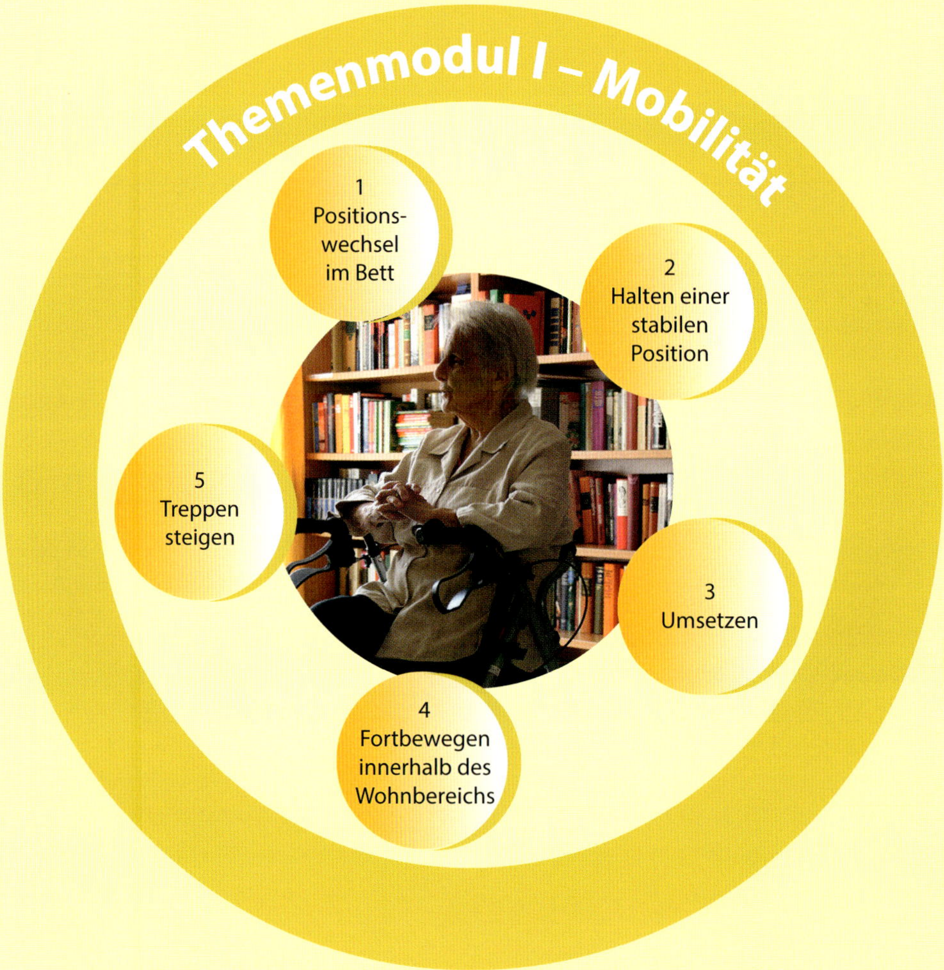
Themenmodul I – Mobilität
1
Positions-
wechsel
im Bett
2
Halten einer
stabilen
Position
3
Umsetzen
4
Fortbewegen
innerhalb des
Wohnbereichs
5
Treppen
steigen

4.1 Themenmodul 1: Mobilität				
	0 Punkte Selbständig	**1 Punkte** Überwiegend selbständig	**2 Punkte** Überwiegend unselbständig	**3 Punkte** Unselbständig
4.1.1 Positionswechsel im Bett	0	1	2	3
4.1.2 Halten einer stabilen Sitzposition	0	1	2	3
4.1.3 Umsetzen	0	1	2	3
4.1.4 Fortbewegen innerhalb des Wohnbereichs	0	1	2	3
4.1.5 Treppen steigen	0	1	2	3
Erläuterungen				
F 4.1.6 Besondere Bedarfskonstellation: Gebrauchunsfähigkeit beider Arme und beider Beine				
☐ ja ☐ nein				
Erläuterungen				

Summe der Einzelpunkte		Gewichtete Punkte	

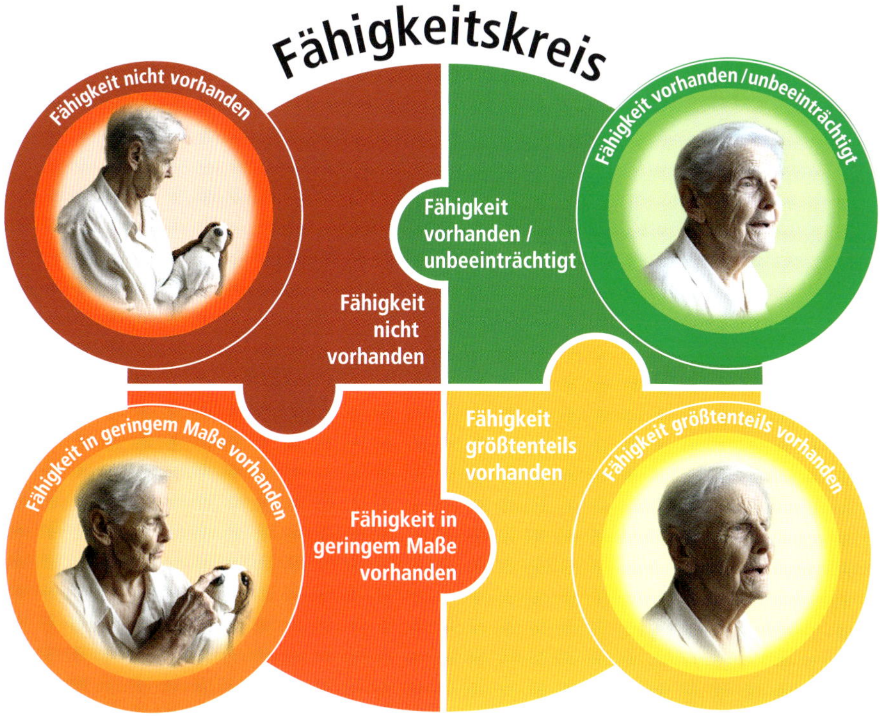

0 Punkte = Fähigkeit

- Die Fähigkeit ist (nahezu) **vollständig vorhanden**

1 Punkt = Fähigkeit größtenteils vorhanden

- Die Fähigkeit ist **überwiegend** (die meiste Zeit über, in den meisten Situationen), aber **nicht durchgängig** vorhanden
- Die Person hat Schwierigkeiten, **höhere oder komplexere Anforderungen zu bewältigen**

2 Punkte = Fähigkeit in geringem Maße vorhanden

- Die Fähigkeit ist **stark beeinträchtigt, aber erkennbar vorhanden**
- Die Person hat **häufig und/oder in vielen Situationen Schwierigkeiten**
- Sie kann nur **geringe Anforderungen bewältigen**
- Es sind Ressourcen vorhanden

3 Punkte = Fähigkeit nicht vorhanden

- Die Fähigkeit ist nicht oder nur in sehr geringem Maße (sehr selten) vorhanden

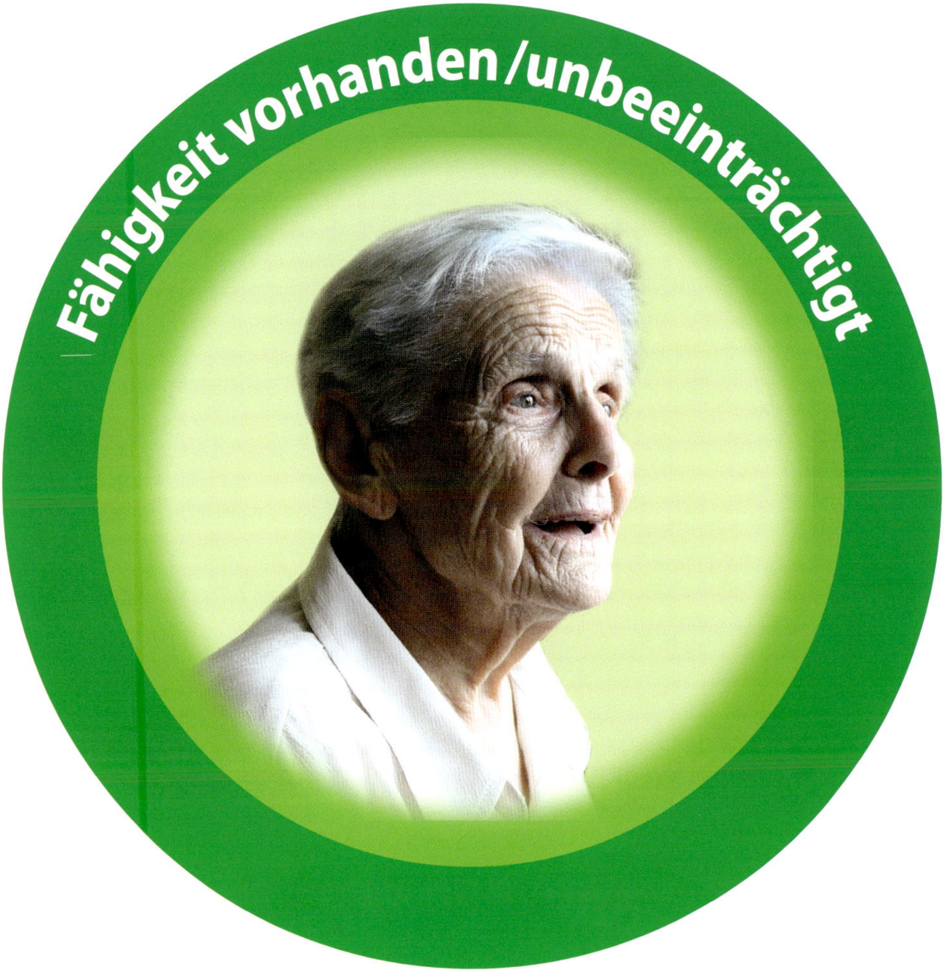

0 Punkte = Fähigkeit vorhanden/unbeeinträchtigt

- Die Fähigkeit ist (nahezu) **vollständig vorhanden**

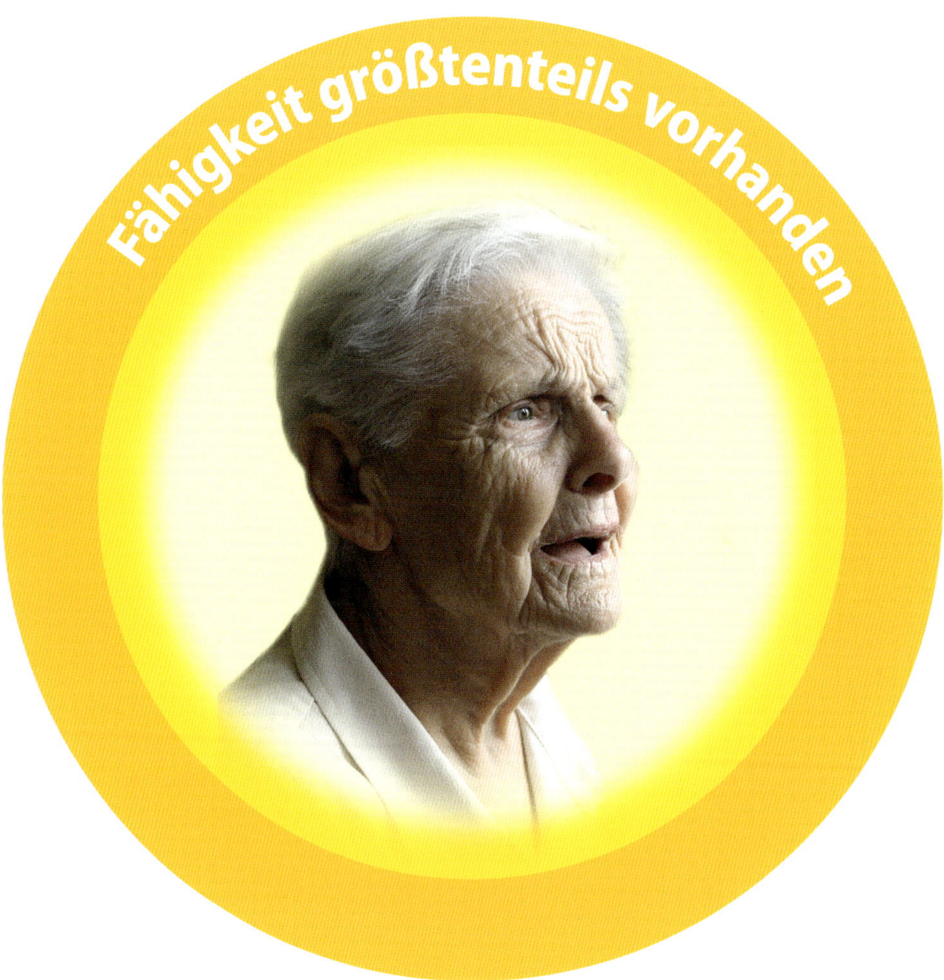

1 Punkt = Fähigkeit größtenteils vorhanden

- Die Fähigkeit ist **überwiegend** (die meiste Zeit über, in den meisten Situationen), aber **nicht durchgängig** vorhanden
- Die Person hat Schwierigkeiten, **höhere oder komplexere Anforderungen zu bewältigen**

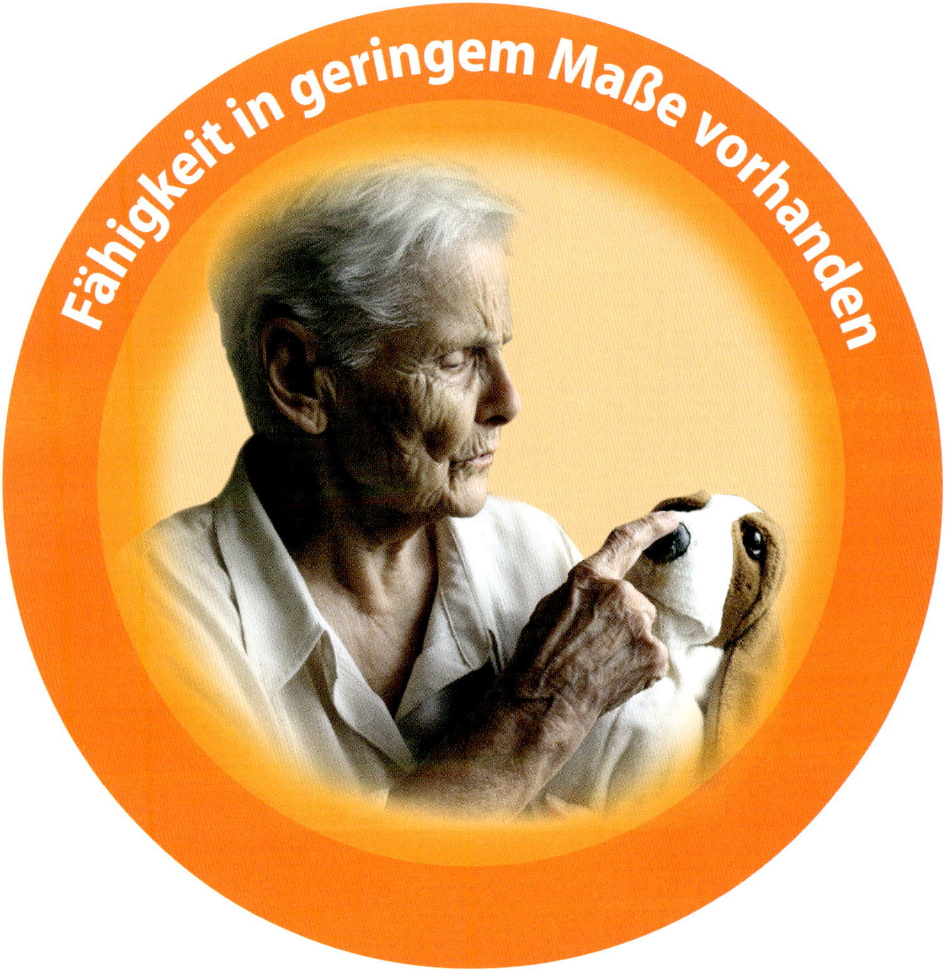

2 Punkte = Fähigkeit in geringem Maße vorhanden

- Die Fähigkeit ist **stark beeinträchtigt, aber erkennbar vorhanden**
- Die Person hat **häufig und/oder in vielen Situationen Schwierigkeiten**
- Sie kann nur **geringe Anforderungen bewältigen**
- Es sind Ressourcen vorhanden

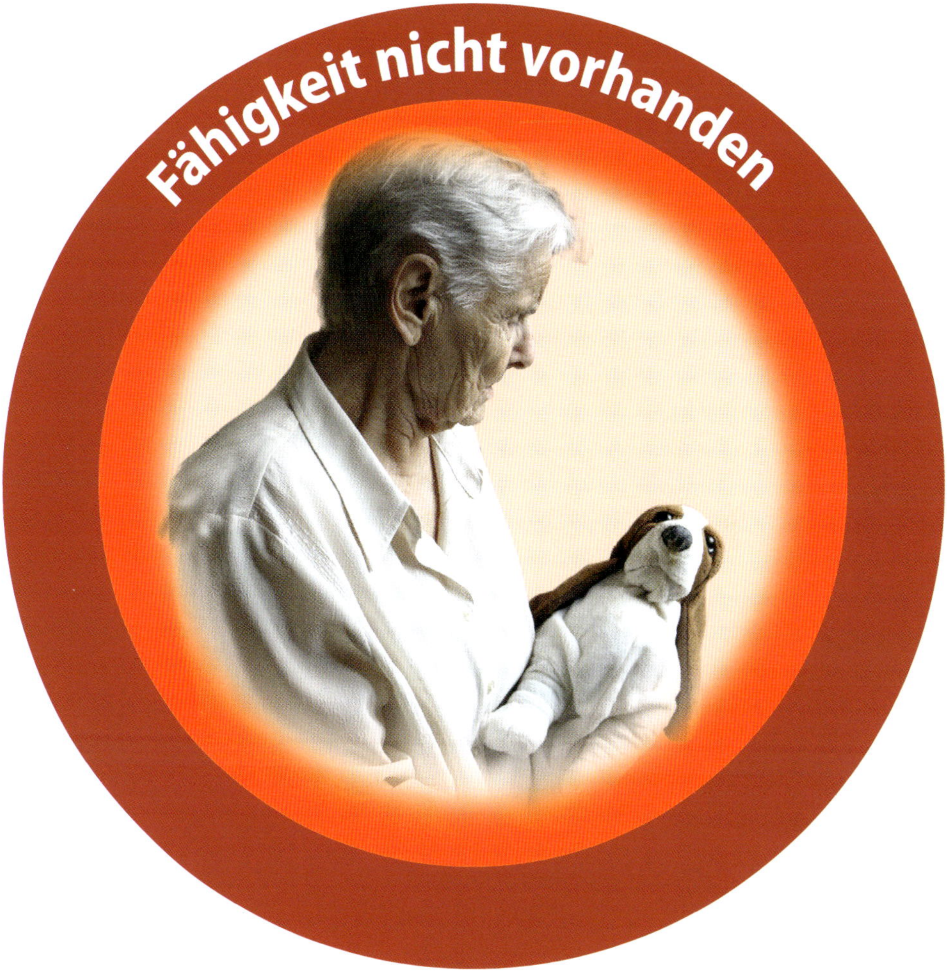

3 Punkte = Fähigkeit nicht vorhanden

- Die Fähigkeit ist **nicht oder nur in sehr geringem Maße (sehr selten) vorhanden**

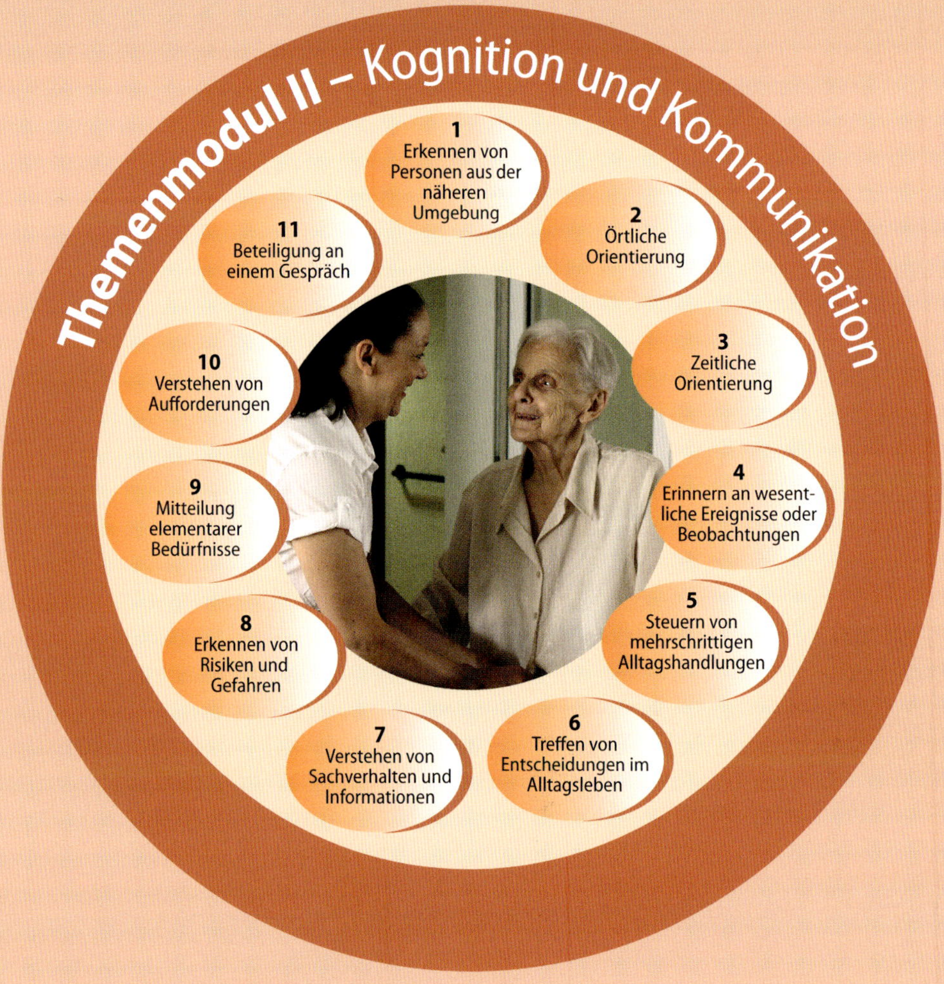
Themenmodul II – Kognition und Kommunikation
1
Erkennen von Personen aus der näheren Umgebung
2
Örtliche Orientierung
3
Zeitliche Orientierung
4
Erinnern an wesentliche Ereignisse oder Beobachtungen
5
Steuern von mehrschrittigen Alltagshandlungen
6
Treffen von Entscheidungen im Alltagsleben
7
Verstehen von Sachverhalten und Informationen
8
Erkennen von Risiken und Gefahren
9
Mitteilung elementarer Bedürfnisse
10
Verstehen von Aufforderungen
11
Beteiligung an einem Gespräch

4.2 Themenmodul 2: Kognitive und kommunikative Fähigkeiten				
	0 Punkte vorhanden/ unbeeinträchtigt	**1 Punkt** größtenteils vorhanden	**2 Punkte** in geringem Maß vorhanden	**3 Punkte** nicht vorhanden
4.2.1 Erkennen von Personen aus dem näheren Umfeld	0	1	2	3
4.2.2 Örtliche Orientierung	0	1	2	3
4.2.3 Zeitliche Orientierung	0	1	2	3
4.2.4 Erinnern an wesentliche Ereignisse oder Beobachtungen	0	1	2	3
4.2.5 Steuern von mehrschrittigen Alltagshandlungen	0	1	2	3
4.2.6 Treffen von Entscheidungen im Alltagsleben	0	1	2	3
4.2.7 Verstehen von Sachverhalten und Informationen	0	1	2	3
4.2.8 Erkennen von Risiken und Gefahren	0	1	2	3
4.2.9 Mitteilen von elementaren Bedürfnissen	0	1	2	3
4.2.10 Verstehen von Aufforderungen	0	1	2	3
4.2.11 Beteiligung an einem Gespräch	0	1	2	3

Erläuterungen

Summe der Einzelpunkte		Gewichtete Punkte	

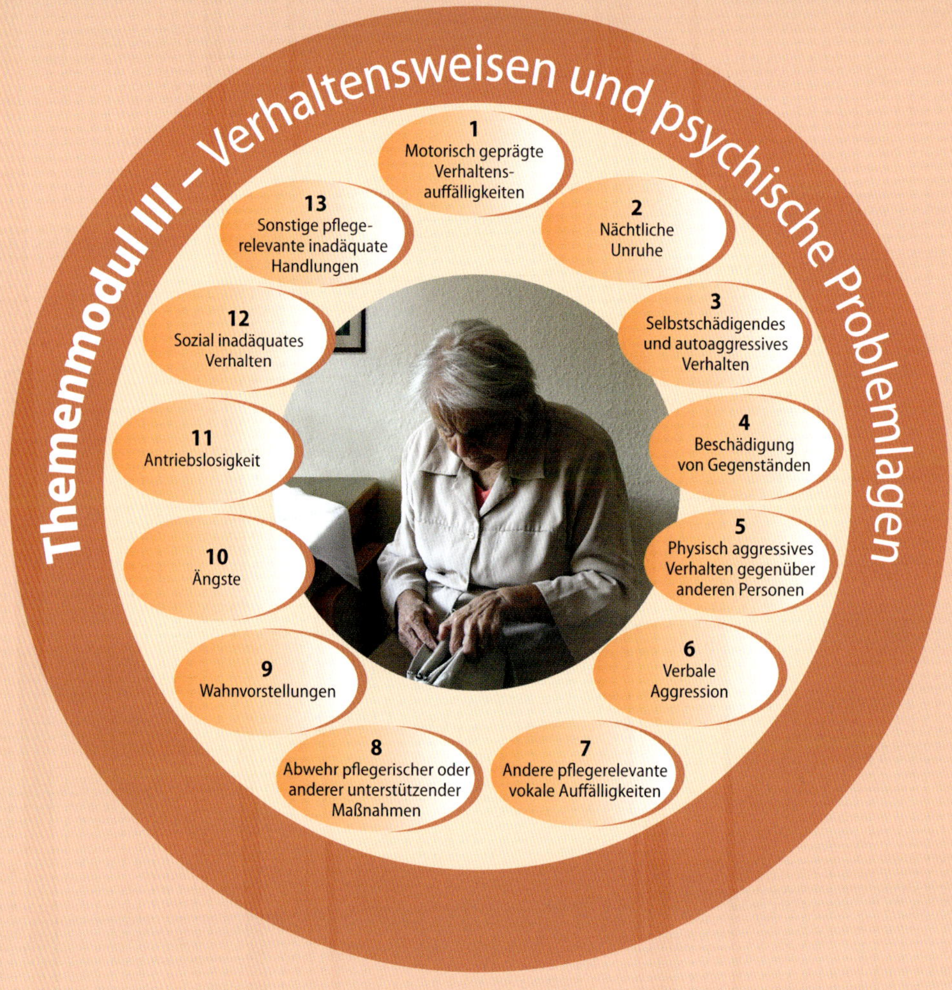
Themenmodul III – Verhaltensweisen und psychische Problemlagen
1 Motorisch geprägte Verhaltens-auffälligkeiten
2 Nächtliche Unruhe
3 Selbstschädigendes und autoaggressives Verhalten
4 Beschädigung von Gegenständen
5 Physisch aggressives Verhalten gegenüber anderen Personen
6 Verbale Aggression
7 Andere pflegerelevante vokale Auffälligkeiten
8 Abwehr pflegerischer oder anderer unterstützender Maßnahmen
9 Wahnvorstellungen
10 Ängste
11 Antriebslosigkeit
12 Sozial inadäquates Verhalten
13 Sonstige pflege-relevante inadäquate Handlungen

4.3 Themenmodul 3 – Verhaltensweisen und psychische Problemlagen				
	0 Punkte Nie oder sehr selten	**1 Punkt** Selten (ein- bis dreimal innerhalb von zwei Wochen)	**3 Punkte** Häufig (zweimal bis mehrmals wöchentlich, aber nicht täglich)	**5 Punkte** Täglich
4.3.1 Motorisch geprägte Verhaltensauffälligkeiten	0	1	3	5
4.3.2 Nächtliche Unruhe	0	1	3	5
4.3.3 Selbstschädigendes und autoaggressives Verhalten	0	1	3	5
4.3.4 Beschädigen von Gegenständen	0	1	3	5
4.3.5 Physisch aggressives Verhalten gegenüber anderen Personen	0	1	3	5
4.3.6 Verbale Aggression	0	1	3	5
4.3.7 Andere pflegerelevante vokale Auffälligkeiten	0	1	3	5
4.3.8 Abwehr pflegerischer oder anderer unterstützenden Maßnahmen	0	1	3	5
4.3.9 Wahnvorstellungen	0	1	3	5
4.3.10 Ängste	0	1	3	5
4.3.11 Antriebslosigkeit bei depressiver Stimmungslage	0	1	3	5
4.3.12 Sozial inadäquate Verhaltensweisen	0	1	3	5
4.3.13 Sonstige pflegerelevanten inadäquaten Handlungen	0	1	3	5

Erläuterungen

Summe der Einzelpunkte		Gewichtete Punkte	

Themenmodul IV – Selbstversorgung

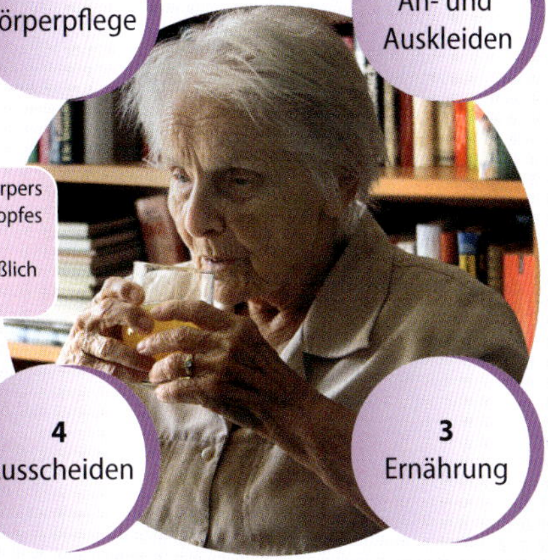

1 Körperpflege

- Waschen des vorderen Oberkörpers
- Körperpflege im Bereich des Kopfes
- Waschen des Intimbereichs
- Duschen oder Baden einschließlich Waschen der Haare

2 An- und Auskleiden

- An- und Auskleiden des Oberkörpers
- An- und Auskleiden des Unterkörpers

3 Ernährung

- Mundgerechte Zubereitung der Nahrung und Eingießen von Getränken
- Essen
- Trinken

4 Ausscheiden

- Benutzung der Toilette oder des Toilettenstuhls
- Folgen einer Harninkontinenz bewältigen, Umgang mit Dauerkatheter, Urostoma und Stoma
- Folgen einer Stuhlinkontinenz bewältigen

4.4 Themenmodul 4: Selbstversorgung – Angaben zur Versorgung	
Ernährung parenteral oder über Sonde	■ Entfällt (4.4.13 entfällt)
■ Parenteral, z. B. Port	**Art der Gabe**
■ Perkutane endoskopische Gastrostomie (PEG)	■ Pumpe
■ Perkutane endoskopische Jejumostomie (PEJ)	■ Schwerkraft
■ Nasale Magensonde	■ Bolusgabe

4.4 Themenmodul 4: Selbstversorgung – Angaben zur Versorgung
Blasenkontrolle / Harnkontinenz
■ Ständig kontinent (4.4.11 entfällt)
■ Überwiegend kontinent (Maximal 1 x täglich inkontinent oder Tröpfcheninkontinenz) (4.4.11 entfällt)
■ Überwiegend inkontinent (mehrmals täglich)
■ Komplett inkontinent
■ Suprapubischer Dauerkatheter
■ Transurethraler Dauerkatheter
■ Urostoma
4.4 Themenmodul 4: Selbstversorgung – Angaben zur Versorgung
Darmkontrolle / Stuhlkontinenz
■ Ständig kontinent (4.4.12 entfällt)
■ Überwiegend kontinent (4.4.12 entfällt)
■ Überwiegend inkontinent, selten gesteuerte Darmentleerung
■ Komplett inkontinent
■ Colo- / Ileostoma
Erläuterungen

4.4 Themenmodul 4: Selbstversorgung

	Selbständig	Überwiegend selbständig	Überwiegend unselbständig	Unselbständig
4.4.1 Waschen des vorderen Oberkörpers	0	1	2	3
4.4.2 Körperpflege im Bereich des Kopfes	0	1	2	3
4.4.3 Waschen des Intimbereichs	0	1	2	3
4.4.4 Duschen und Baden einschließlich Haarewaschen	0	1	2	3
4.4.5 An- und Auskleiden des Oberkörpers	0	1	2	3
4.4.6 An- und Auskleiden des Unterkörpers	0	1	2	3
4.4.7 Mundgerechtes Zubereiten der Nahrung und Eingießen von Getränken	0	1	2	3
4.4.8 Essen	0	3	6	9
4.4.9 Trinken	0	2	4	6
4.4.10 Benutzen einer Toilette oder eines Toilettenstuhls	0	2	4	6
4.4.11 Bewältigung der Folgen einer Harninkontinenz und Umgang mit Dauerkatheter und Urostoma	0	1	2	3
4.4.12 Bewältigung der Folgen einer Stuhlinkontinenz und Umgang mit Stoma	0	1	2	3
	Versorgung mit Hilfe			
	Versorgung selbständig	Nicht täglich, nicht auf Dauer	Täglich zusätzlich zur oralen Ernährung	Ausschließlich oder nahezu ausschließlich
4.4.13 Ernährung Parenteral oder über Sondes	0	0	6	3

Erläuterungen

Summe der Einzelpunkte		**Gewichtete Punkte**	

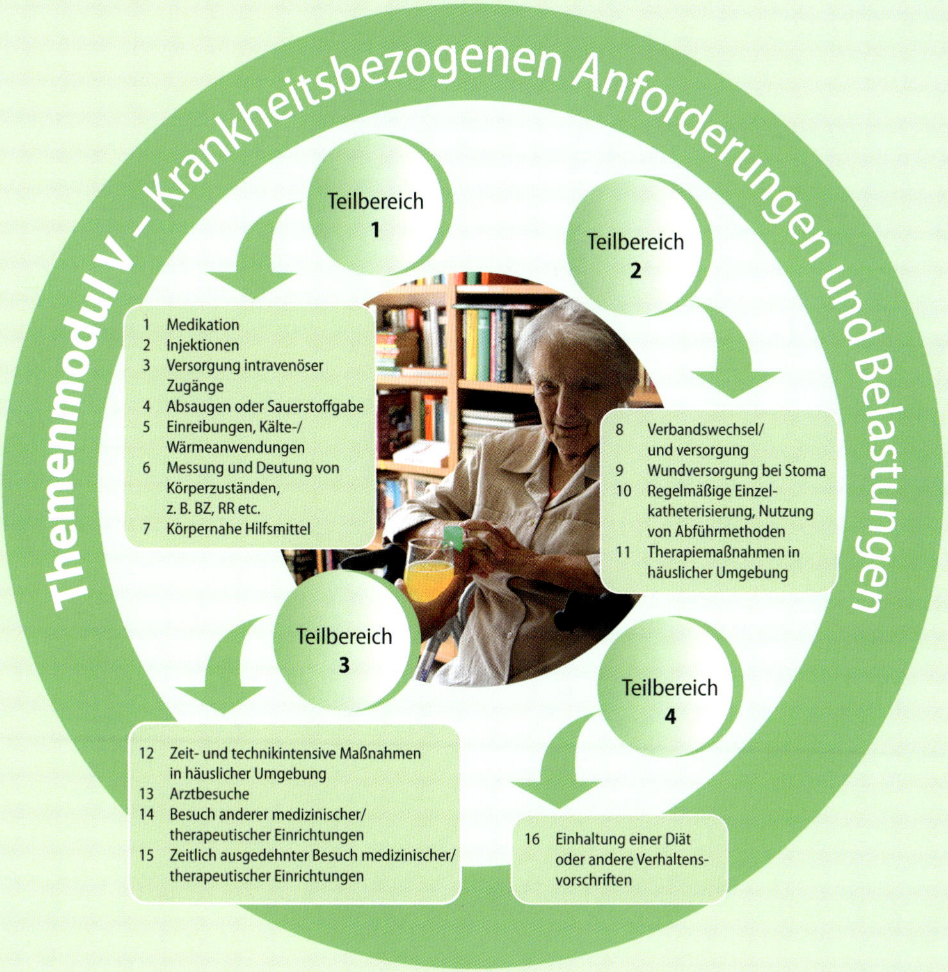
Themenmodul V – Krankheitsbezogenen Anforderungen und Belastungen
Teilbereich 1
1 Medikation
2 Injektionen
3 Versorgung intravenöser Zugänge
4 Absaugen oder Sauerstoffgabe
5 Einreibungen, Kälte-/Wärmeanwendungen
6 Messung und Deutung von Körperzuständen, z. B. BZ, RR etc.
7 Körpernahe Hilfsmittel
Teilbereich 2
8 Verbandswechsel/und versorgung
9 Wundversorgung bei Stoma
10 Regelmäßige Einzelkatheterisierung, Nutzung von Abführmethoden
11 Therapiemaßnahmen in häuslicher Umgebung
Teilbereich 3
12 Zeit- und technikintensive Maßnahmen in häuslicher Umgebung
13 Arztbesuche
14 Besuch anderer medizinischer/therapeutischer Einrichtungen
15 Zeitlich ausgedehnter Besuch medizinischer/therapeutischer Einrichtungen
Teilbereich 4
16 Einhaltung einer Diät oder andere Verhaltensvorschriften

4.5 Themenmodul 5: Umgang mit krankheits-/therapiebedingten Anforderungen und Belastungen

Angaben zur Behandlungspflege und anderen Therapiemaßnahmen

- Keine

Art und Umfang

Spezielle Krankenbeobachtung gemäß Position HKP-Richtlinie

- Nein
- Ja

4.5 Themenmodul 5: Umgang mit krankheits-/therapiebedingten Anforderungen und Belastungen

Angaben zur ärztlichen und medikamentösen Versorgung

- Arztbesuche
- Keine
- Medikamente
- Keine

Angaben zur laufenden Heilmitteltherapie

- Physikalische Therapie
- Keine
- Ergotherapie
- Stimm-, Sprech-, Sprachtherapie
- Podologie

4.5 Themenmodul 5: Umgang mit krankheits-/therapiebedingten Anforderungen und Belastungen

Bewältigung von und selbständiger Umgang mit krankheits- oder therapiebedingten Anforderungen und Belastungen in Bezug auf

	Entfällt	Selbständig	Häufigkeit der Hilfe (Anzahl eintragen)		
			pro Tag	pro Woche	pro Monat
4.5.1 Medikation					
4.5.2 Injektion					
4.5.3 Versorgung intravenöser Zugänge (Port)					
4.5.4 Absaugen und Sauerstoffgaben					
4.5.5 Einreibungen sowie Kälte- und Wärmeanwendungen					
4.5.6 Messung und Deutung von Körperzuständen					
4.5.7 Körpernahe Hilfsmittel					
4.5.8 Verbandwechsel und Wundversorgung					
4.5.9 Versorgung mit Stoma					
4.5.10 Regelmäßige Einmalkatheterisierung und Nutzung von Abführmethoden					
4.5.11 Therapiemaßnahmen in häuslicher Umgebung					
4.5.12 Zeit- und technikintensive Maßnahmen in häuslicher Umgebung					
4.5.13 Arztbesuche					
4.5.14 Besuche anderer medizinischer oder therapeutischer Einrichtungen (bis zu 3 Stunden)					
4.5.15 Zeitlich ausgedehnte Besuche medizinischer oder therapeutischer Einrichtungen (länger als 3 Stunden)					

4.5.16 Einhalten einer Diät oder anderer krankheits- oder therapiebedingter Verhaltensvorschriften

▪ Entfällt / nicht erforderlich		0
▪ Selbständig (Bereitstellen einer Diät reicht aus)		0
▪ Überwiegend selbständig (Erinnerung/Anleitung ist mindestens einmal täglich notwendig)		1
▪ Überwiegend unselbständig (benötigt meistens Anleitung/Beaufsichtigung, mehrmals täglich)		2
▪ Unselbständig (benötigt immer Anleitung/Beaufsichtigung)		3

Erläuterungen

Summe der Einzelpunkte		Gewichtete Punkte	

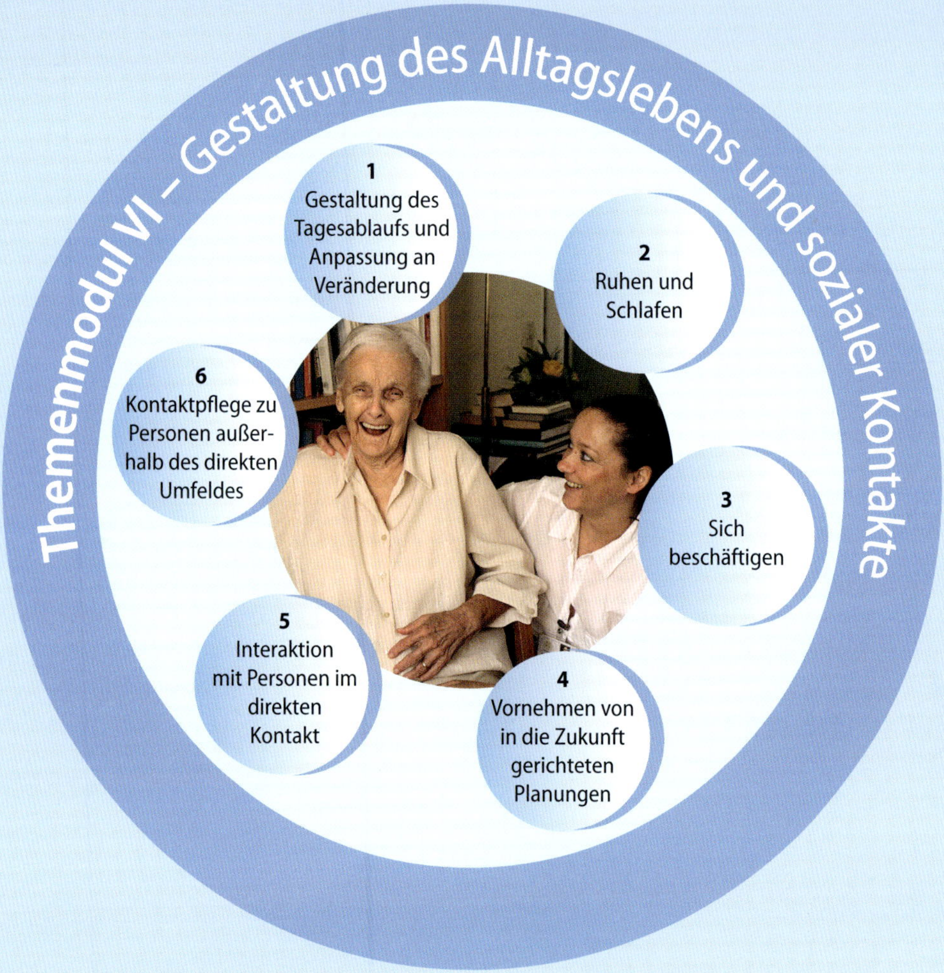
Themenmodul VI – Gestaltung des Alltagslebens und sozialer Kontakte
1
Gestaltung des Tagesablaufs und Anpassung an Veränderung
2
Ruhen und Schlafen
3
Sich beschäftigen
4
Vornehmen von in die Zukunft gerichteten Planungen
5
Interaktion mit Personen im direkten Kontakt
6
Kontaktpflege zu Personen außerhalb des direkten Umfeldes

4.6 Themenmodul 6 – Gestaltung des Alltagslebens und sozialer Kontakte				
	0 Punkte Selbständig	**1 Punkte** Überwiegend selbständig	**2 Punkte** Überwiegend unselbständig	**3 Punkte** Unselbständig
4.6.1 Gestaltung des Tagesablaufs und Anpassung an Veränderungen	0	1	2	3
4.6.2 Ruhen und Schlafen	0	1	2	3
4.6.3 Sich beschäftigen	0	1	2	3
4.6.4 Vornehmen von in die Zukunft gerichteten Planungen	0	1	2	3
4.6.5 Interaktion mit Personen im direkten Kontakt	0	1	2	3
4.6.5 Kontaktpflege zu Personen außerhalb des direkten Umfelds	0	1	2	3

Erläuterungen	
Summe der Einzelpunkte	
Gewichtete Punkte	

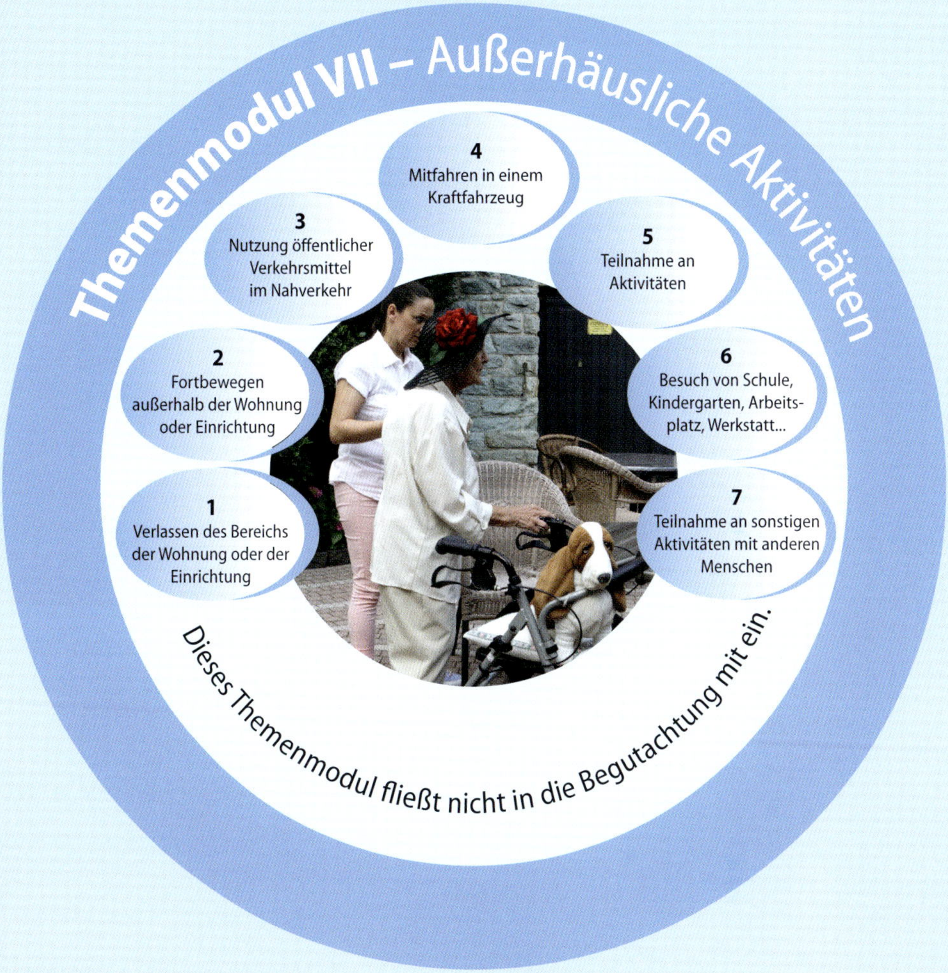
Themenmodul VII – Außerhäusliche Aktivitäten
1
Verlassen des Bereichs der Wohnung oder der Einrichtung
2
Fortbewegen außerhalb der Wohnung oder Einrichtung
3
Nutzung öffentlicher Verkehrsmittel im Nahverkehr
4
Mitfahren in einem Kraftfahrzeug
5
Teilnahme an Aktivitäten
6
Besuch von Schule, Kindergarten, Arbeitsplatz, Werkstatt...
7
Teilnahme an sonstigen Aktivitäten mit anderen Menschen
Dieses Themenmodul fließt nicht in die Begutachtung mit ein.

6.1 Themenmodul 7: Außerhäusliche Aktivitäten

Fortbewegung im außerhäuslichen Bereich	
6.1.1	Verlassen des Bereichs der Wohnung oder der Einrichtung
	▪ Selbständig (ohne Begleitung)
	▪ Überwiegend selbständig (mit Unterstützung, aber auch mit Eigenaktivität der Person)
	▪ Überwiegend/völlig unselbständig (Hilfe durch eine Person reicht jedoch aus)
	▪ Überwiegend/völlig unselbständig (Hilfe durch zwei Personen erforderlich)
6.1.2	Fortbewegung außerhalb der Wohnung oder der Einrichtung (zu Fuß oder mit dem Rollstuhl)
	▪ Selbständig (ohne Begleitung)
	▪ Nur auf gewohnten Wegen selbständig
	▪ Auf allen Wegen nur mit personeller Hilfe möglich
	▪ Auch mit personeller Hilfe nicht möglich
6.1.3	Nutzung öffentlicher Verkehrsmittel im Nahverkehr
	▪ Selbständig (ohne Begleitung)
	▪ Nur auf gewohnten Strecken selbständig
	▪ Auf allen Strecken nur mit personeller Hilfe möglich
	▪ Auch mit personeller Hilfe nicht möglich
6.1.4	Mitfahren in einem Kraftfahrzeug
	▪ Selbständig
	▪ Benötigt nur Hilfe beim Ein-/Aussteigen (Hilfsperson während der Fahrt nicht erforderlich)
	▪ Benötigt Hilfe (auch) während der Fahrt mit dem PKW/Taxi (zusätzlich zum Fahrer)
	▪ Nicht möglich, Liegendtransport oder Transport im Rollstuhl (Spezialfahrzeuge) notwendig
Erläuterungen	
Teilnahme an Aktivitäten (Beurteilung ohne Berücksichtigung von Wegstrecken)	
6.1.5	Teilnahme an kulturellen, religiösen oder sportlichen Veranstaltungen
	▪ Teilnahme selbständig möglich
	▪ Nicht selbständig, Teilnahme nur mit unterstützender Begleitung möglich
	▪ Teilnahme ist auch mit unterstützender Begleitung nicht möglich
Erläuterungen	

Besuch von Arbeitsplatz, einer Werkstatt für behinderte Menschen, einer Einrichtung der Tages- oder Nachtpflege oder eines Tagesbetreuungsangebotes	
6.1.6	■ Arbeitsplatz
	■ Werkstatt für behinderte Menschen
	■ Tages- oder Nachtpflegeeinrichtung
	■ Niedrigschwellige Angebote
	■ Keine
	■ Teilnahme selbständig möglich
	■ Nicht selbständig, Teilnahme ist nur mit unterstützender Begleitung möglich
	■ Teilnahme ist auch mit unterstützender Begleitung nicht möglich
Erläuterungen	

Diese Auswahloptionen kommen nur bei bestimmten Personen in Betracht. Bei Mehrfachauswahl ist jede Auswahl einzeln zu bewerten.

Themenmodul VIII – Haushaltsführung

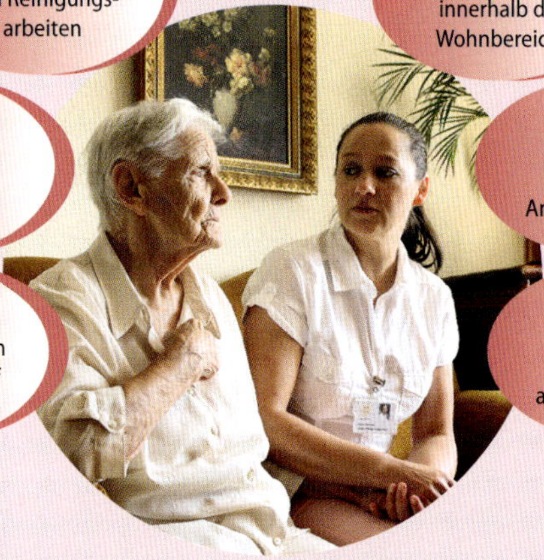

4 Aufwändige Aufräum- und Reinigungsarbeiten einschl. Wäschepflege

3 Einfache Aufräum- und Reinigungsarbeiten

5 Fortbewegen innerhalb des Wohnbereichs

2 Zubereitung einfacher Mahlzeiten

6 Umgang mit finanziellen Angelegenheiten

1 Einkaufen für den täglichen Bedarf

7 Umgang mit Behördenangelegeneheiten

Dieses Themenmodul fließt nicht in die Begutachtung mit ein.

6.2 Themenmodul 8: Haushaltsführung

Zu bewerten ist, ob die Person die jeweilige Aktivität praktisch ausführen kann. Es ist unerheblich, ob die Beeinträchtigungen der Selbständigkeit aufgrund von Schädigungen somatischer oder mentaler Funktion bestehen oder ob Teilaspekte bereits in anderen Modulen bewertet wurden.

	Selbstständig	Überwiegend selbständig	Überwiegend unselbständig	Unselbstständig
6.2.1 Einkaufen für den täglichen Bedarf				
6.2.2 Zubereitung einfacher Mahlzeiten				
6.2.3 Einfache Aufräum- und Reinigungsarbeiten				
6.2.4 Aufwendige Aufräum- und Reinigungsarbeiten				
6.2.5 Nutzung von Dienstleistungen				
6.2.6 Umgang mit finanziellen Angelegenheiten				
6.2.7 Umgang mit Behördenangelegenheiten				

Erläuterungen

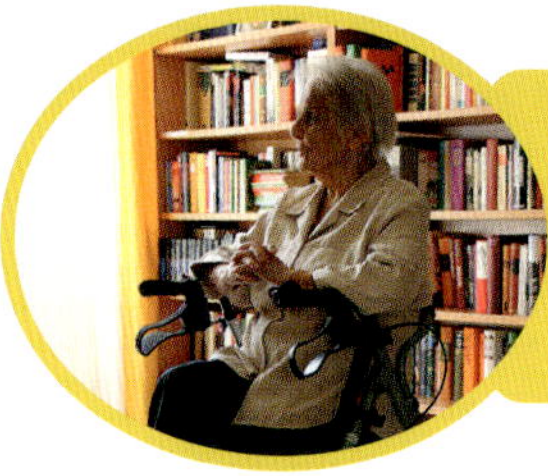

Mobilität 10 %

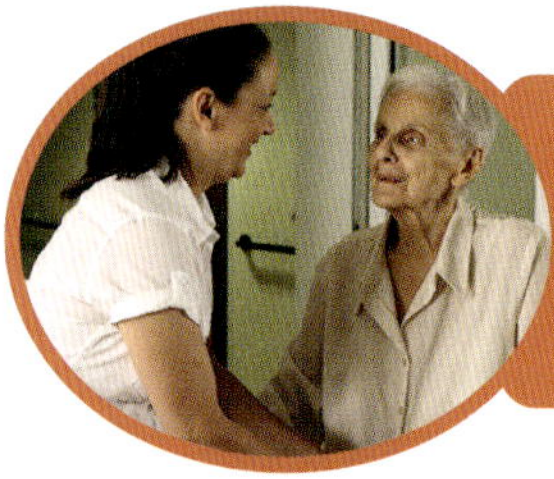

Kognitive und kommunikative Fähigkeiten/Verhaltensweisen und psychische Problemlagen 15 %

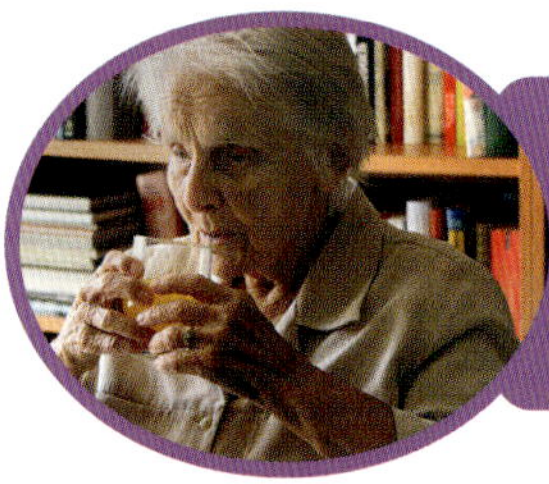

Selbstversorgung 40 %

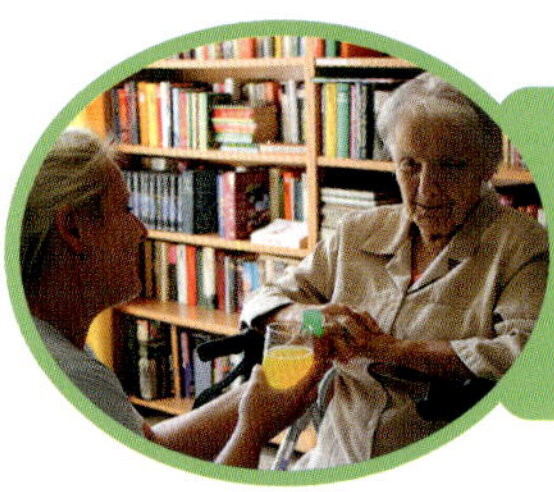

Bewältigung von und selbständiger Umgang mit krankheits- und therapiebedingten Anforderungen 20 %

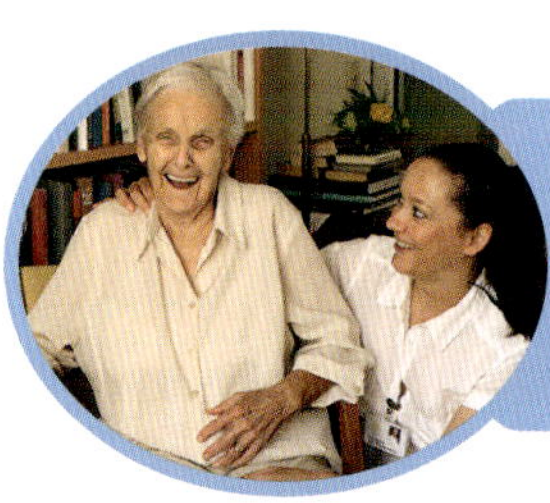

Gestaltung des Alltagslebens und soziale Kontakte 15 %

Module	Schweregrad der Beeinträchtigungen der Selbständigkeit oder der Fähigkeiten					
Gewichtung	Keine	Geringe	Erhebliche	Schwere	Schwerste	
10 % Mobilität	0 – 1	2 – 3	4 – 5	6 – 9	10 – 15	Summe der Punkte im Modul 1
	0	2,5	5	7,5	10	Gewichtete Punkte im Modul 1
15 % Kognitive und kommunikative Fähigkeiten	0 – 1	2 – 5	6 – 10	11 – 16	17 – 33	Summe der Punkte im Modul 2
Verhaltensweisen und psychische Problemlagen	0	1 – 2	3 – 4	5 – 6	7 – 65	Summe der Punkte im Modul 3
	0	3,75	7,5	11,25	15	Gewichtete Punkte für das Modul 2 oder 3
40 % Selbstversorgung	0 – 2	3 – 7	8 – 18	19 – 36	37 – 54	Summe der Punkte im Modul 4
	0	10	20	30	40	Gewichtete Punkte im Modul 4
20 % Bewältigung von und selbständiger Umgang mit krankheits- und therapiebedingten Anforderungen	0	1	2 – 3	4 – 5	6 – 15	Summe der Punkte im Modul 5
	0	5	10	15	20	Gewichtete Punkte im Modul 5
15 % Gestaltung des Alltagslebens und soziale Kontakte	0	1 – 3	4 – 6	7 – 11	12 – 18	Summe der Punkte im Modul 6
	0	3,75	7,5	11,25	15	Gewichtete Punkte im Modul 6

Modulwertungen		Gewichtete Punkte
1	Mobilität	
2	Kognitive und kommunikative Fähigkeiten	
3	Verhaltensweisen und psychische Problemlagen	
4	Selbstversorgung	
5	Bewältigung von und selbständiger Umgang mit krankheits- oder therapiebedingten Anforderungen	
6	Gestaltung des Alltagslebens und soziale Kontakte	
	Summe der gewichteten Punkte	
	Besondere Bedarfskonstellation 4.1.6	

Grad der Pflegebedürftigkeit

Pflegegrad	Punkte	Beschreibung
Pflegegrad 1	12,5 bis unter 27 Punkte	Geringe Beeinträchtigung der Selbständigkeit oder der Fähigkeiten
Pflegegrad 2	27 bis unter 47,5 Punkte	Erhebliche Beeinträchtigung der Selbständigkeit oder der Fähigkeiten
Pflegegrad 3	47,5 bis unter 70 Punkte	Schwere Beeinträchtigung der Selbständigkeit oder der Fähigkeiten
Pflegegrad 4	70 bis unter 90 Punkte	Schwerste Beeinträchtigung der Selbständigkeit oder der Fähigkeiten
Pflegegrad 5	90 bis unter 100 Punkte	Schwerste Beeinträchtigung der Selbständigkeit oder der Fähigkeiten mit besonderen Anforderungen an die pflegerische Versorgung

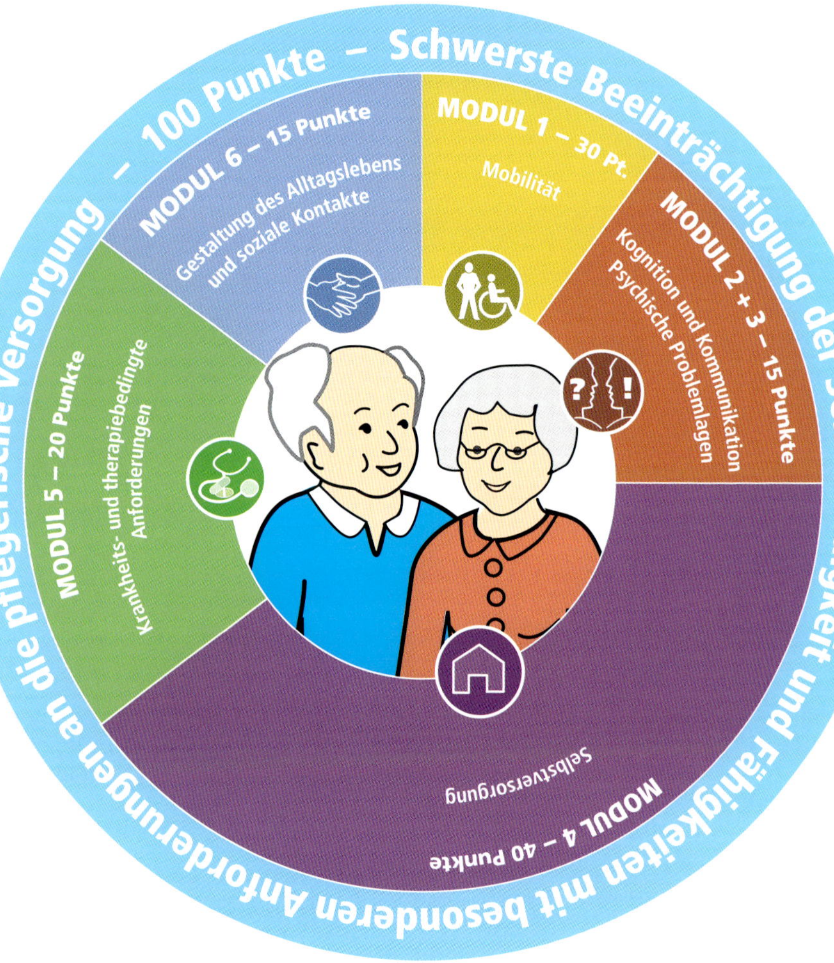
100 Punkte – Schwerste Beeinträchtigung der Selbständigkeit und Fähigkeiten mit besonderen Anforderungen an die pflegerische Versorgung –
MODUL 1 – 30 Pt.
Mobilität
MODUL 2 + 3 – 15 Punkte
Kognition und Kommunikation
Psychische Problemlagen
MODUL 4 – 40 Punkte
Selbstversorgung
MODUL 5 – 20 Punkte
Krankheits- und therapiebedingte Anforderungen
MODUL 6 – 15 Punkte
Gestaltung des Alltagslebens und soziale Kontakte
? !

Themenmodule des BI	Themenfelder des SIS®	Expertenstandards	Qualitätsindikatoren
1 Mobilität	1 Kognitive und kommunikative Fähigkeiten	Mobilität	1.1 Erhaltene Mobilität Risikogruppe 1+2
2 Kognition und Kommunikation	2 Mobilität und Beweglichkeit	Sturz	1.2 Erhaltene Selbstständigkeit bei Alltagshandlungen Risikogruppe 1+2
Von Modul 2 und 3 fließt das Modul mit dem höheren Punktwert in die Bewertung		Dekubitus	1.3 Erhaltene Selbstständigkeit bei Alltagshandlungen und soziale Kontakte
3 Verhaltensweisen und psychische Problemlagen	3 Krankheitsbezogene Anforderungen Belastungen	Schmerz chronisch – akut	2.1 Dekubitusentstehung Risikogruppe 1+2
4 Selbstversorgung	4 Selbstversorgung	Chronische Wunden	2.2 Stürze mit gravierenden Folgen Risikogruppe 1+2
5 Umgang mit krankheits- und therapiebedingten Anforderungen	5 Leben in sozialen Beziehungen	Ernährung	2.4 Unbeabsichtigter Gewichtsverlust Risikogruppe 1+2
6 Gestaltung des Alltagslebens und soziale Kontakte	6 Haushaltsführung bzw. Wohnen/ Häuslichkeit	Kontinenzförderung	3.1 Integrationsgespräch nach dem Heimeinzug
7 Außerhäusliche Aktivitäten		Beziehungsgestaltung zu Menschen mit Demenz	3.2 Anwendung von Gurten bei kognitiv beeinträchtigten Bewohnern
Im BI nicht relevant für den Pflegegrad		Entlassmanagement	3.3 Anwendung von Bettseitenteilen bei kognitiv beeinträchtigten Bewohnern
8 Haushaltsführung			3.4 Aktualität der Schmerzbeeinträchtigung

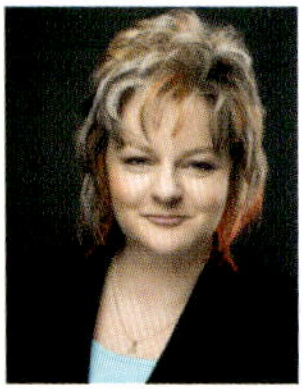

Sabine Hindrichs freiberufliche Dozentin in der Langzeitpflege für den Bereich Pflege und Betreuung und ehemalige Regionalkoordinatorin des Projektbüros EinStep, Gesundheits- und Krankenpflegerin, Gerontopsychiatrische Fachkraft, Betriebswirtin für das Sozialwesen und Pflegesachverständige.

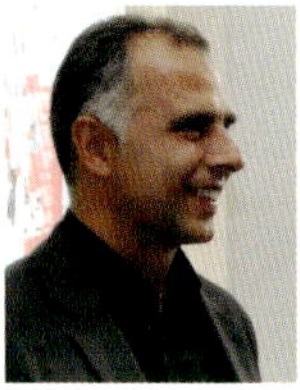

Ulrich Rommel freiberuflicher Dozent in der Langzeitpflege für den Bereich Management, Interkulturelle Konzepte und Einrichtungsleitung einer ambulanten, teilstationären und stationären Langzeitpflegeeinrichtung, Altenpfleger und Theologe.